BEI GRIN MACHT SICH IHR WISSEN BEZAHLT

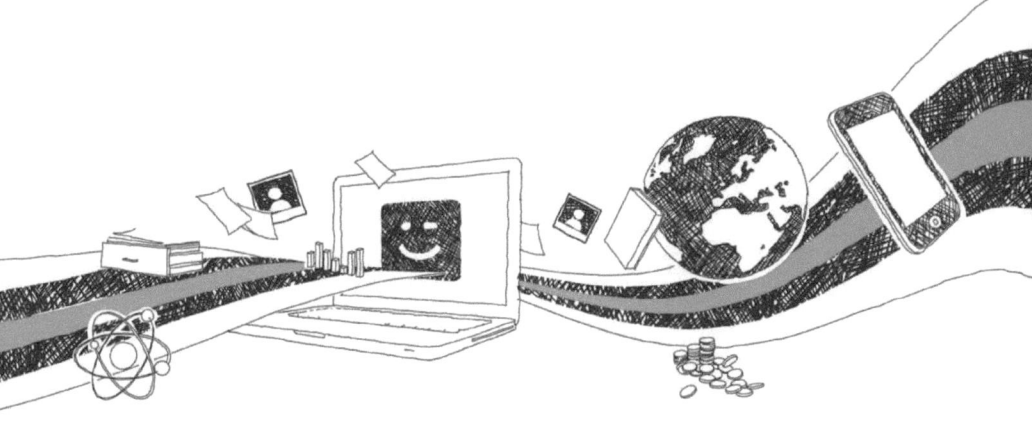

- Wir veröffentlichen Ihre Hausarbeit, Bachelor- und Masterarbeit

- Ihr eigenes eBook und Buch - weltweit in allen wichtigen Shops

- Verdienen Sie an jedem Verkauf

Jetzt bei www.GRIN.com hochladen und kostenlos publizieren

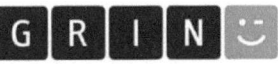

Bibliografische Information der Deutschen Nationalbibliothek:

Die Deutsche Bibliothek verzeichnet diese Publikation in der Deutschen National-
bibliografie; detaillierte bibliografische Daten sind im Internet über http://dnb.d-
nb.de/ abrufbar.

Impressum:

Copyright © 2016 GRIN Verlag, Open Publishing GmbH
Druck und Bindung: Books on Demand GmbH, Norderstedt Germany
ISBN: 9783668242654

Dieses Buch bei GRIN:

http://www.grin.com/de/e-book/334158/morinda-citrifolia-industrielle-verwendung-
pharmazeutische-und-pharmakologische

Max Ande

Morinda citrifolia. Industrielle Verwendung, pharmazeutische und pharmakologische Bedeutung sowie in vitro und in vivo Analysen der Nonipflanze

GRIN Verlag

GRIN - Your knowledge has value

Der GRIN Verlag publiziert seit 1998 wissenschaftliche Arbeiten von Studenten, Hochschullehrern und anderen Akademikern als eBook und gedrucktes Buch. Die Verlagswebsite www.grin.com ist die ideale Plattform zur Veröffentlichung von Hausarbeiten, Abschlussarbeiten, wissenschaftlichen Aufsätzen, Dissertationen und Fachbüchern.

Besuchen Sie uns im Internet:

http://www.grin.com/

http://www.facebook.com/grincom

http://www.twitter.com/grin_com

Morinda citrifolia: Industrielle Verwendung, pharmazeutische und pharmakologische Bedeutung sowie *in vitro* und *in vivo* Analysen

Kurs: Gesundheitssysteme und Gesundheitsverhalten im internationalen Vergleich

Studienstandort: Berlin

Studiengang: Gesundheitswissenschaften

Abgabe am: 14.03.2016

Inhalt

Abkürzungsverzeichnis

A2A ein Adenosinrezeptor

COX 2 Cyclooxygenase 2

DNS Desoxyribonukleinsäure

GABAa Gamma Aminobutyric acid a

HeLa eine menschliche Gebärmutterhalskrebszelllinie

HFD High Fat Diet

ICR Mäuse eine Albinomausart

LDL Low Density Lipoprotein

LOX 5 Lipoxygenase 5

M. citrifolia Morinda citrifolia

PDGF Platelet-derived growth factor

pH-Wert ein Maß zur Bestimmung der basischen bzw. sauren Eigenschaften von wässrigen Lösungen

Ppm parts per million

SiHa eine menschliche Cervixepithelkrebszelllinie

TMAE Pharmacy College eine an die Rajir Gandhi University of Health Sciences in Bangalore angeschlossene Hochschule

TNI der Marktführer in der Herstellung von Nonisafterzeugnissen

var. Varietät

1. Einleitung

Hollywoodgrößen wie Arnold Schwarzenegger, Miranda Kerr und Meg Ryan gelten als Fans einer Frucht, der im Zuge des seit einigen Jahren bestehenden *Superfoodhypes* verstärkt mediale Aufmerksamkeit zu Teil wird.[1,2] Es ist die Rede von der Nonifrucht. Wie bei vielen der sogenannten *Superfoods* (bei dem Begriff *Superfood* handelt es sich keineswegs um eine rechtlich geschützte Begriffsbezeichnung, sondern der Begriff kann vielmehr als ein Modewort, das Teil einer medial inszenierten Marketingstrategie ist, verstanden werden[3]), ranken sich auch um die Nonifrucht viele Mythen.[4] Dementsprechend breit gestalten sich auch die von den Massenmedien beworbenen Indikationen.[5]

Im Folgenden soll sich der Nonipflanze, deren verwertbare Bestandteile sich nicht nur auf den Fruchtkörper beschränken lassen, auf Basis wissenschaftlicher Erkenntnisse genähert werden.

Morinda citrifolia ist der wissenschaftliche Name einer im Volksmund als *Noni* bezeichneten Pflanze, die der Familie der *Rubiaceae* (Rötegewächse) zuzuordnen ist. Der botanische Name *Morinda citrifolia* setzt sich aus den zwei lateinischen Wörtern, *morus* (Maulbeere) und *indicus* (indisch), zusammen.[6]

Der Name *Noni* hat seinen Ursprung im polynesischen Kulturraum. In Indien wird *M. citrifolia Nuna* oder *Indian mulberry* (Indische Maulbeere) genannt. Die Bezeichnung *Nhaut* ist dem südostasiatischen Raum zuzuordnen. In der Karibik werden die Bezeichnungen *Cheese fruit* (Käsefrucht) oder *painkiller bush* (Schmerzmittelbusch) verwendet.[7]

Es werden insgesamt drei Sorten (*M. citrifolia var. Citrifolia*, *M. citrifolia var. Bracteata*, *M. citrifolia cultivar Potteri*) als medizinisch relevant eingestuft, wobei die Kultursorte *M. citrifolia var. citrifolia* am häufigsten Verwendung findet. Traditionellen Heilern ist es möglich, zwischen den verschiedenen Sorten aufgrund der unterschiedlichen Phänotypen, zu unterscheiden. Bei den meisten klinischen Studien zur Wirksamkeit von

---

[1] Vgl. Gerstendorfer 2015

[2] Vgl. Schuldzinski 2015

[3] Vgl. European Food Information Council 2011

[4] Vgl. Gerstendorfer 2015

[5] Vgl. ebd.

[6] Vgl. Nelson 2006

[7] Vgl. Chan-Blanco et al. 2006, S. 645 ff.

Morinda citrifolia ist die Unterscheidung der verschiedenen Sorten nicht von primärer Bedeutung, weshalb diese auch nicht zwangsläufig Erwähnung findet.[8]

In den frühen 90er des 20. Jahrhunderts werden Nonifrüchte in den U.S.A. ohne weitere industrielle Verarbeitung verspeist.[9]

Ab dem Jahr 1996 wird Nonisaft im Zuge der Durchführung mehrerer Studien zu dessen Wirksamkeit als Wellnessdrink vermarktet.[10] Im Jahr 2003 wird Nonisaft mit der Einschränkung, dass dessen Produktion in Tahiti stattgefunden haben muss, von der Europäischen Kommission als Lebensmittel für die Vermarktung im europäischen Raum zugelassen.[11]

In dieser Arbeit soll nun näher auf die industrielle Vermarktung sowie die pharmakologische Aktivität von *Morinda citrifolia eingegangen werden.*

2. Chemische Zusammensetzung

Es wurden bisher circa 200 sekundäre Pflanzenstoffe aus verschiedenen Pflanzenteilen von *M. citrifolia* identifiziert und isoliert.[12]

Die Zusammensetzung, beziehungsweise der prozentuale Anteil der enthaltenen Bestandteile, variiert je nach Sorte, Anbaugebiet und Erntezeitpunkt.[13, 14]

Dennoch ist eine Vereinheitlichung, beziehungsweise Optimierung der Anbau- und Weiterverarbeitungspraktiken, derzeit nicht von primärer Bedeutung.[15]

Unter günstigen Bedingungen fängt *Morinda citrifolia* nach neun bis zwölf Monaten an, Früchte zu tragen. Ab diesem Zeitpunkt kann die Pflanze zwei bis dreimal pro Monat geerntet werden. Ein Hektar der mit *M. citrifolia* bewirtschafteten Agrarfläche kann somit jährlich genug Ertrag einbringen, um bis zu 35 Tonnen Saft zu produzieren. Die Früchte werden in verschiedenen Entwicklungsstadien geerntet, jedoch bevorzugen die meisten Produzenten in der verarbeitenden Industrie das Stadium, in dem die Frucht noch hart und weiß ist.[16]

---

[8] Vgl. Pawlus & Kinghorn 2007, S. 1587 ff.

[9] Vgl. Santhosh Aruna et al. 2013, S. 1043 ff.

[10] Vgl. Kamiya et al. 2009, S. 196 ff.

[11] Vgl. Potterat & Hamburger 2007, S. 191 ff.

[12] Vgl. Singh 2012, S. 77 ff.

[13] Vgl. Deng et al. 2010, S. 267 ff.

[14] Vgl. Iloki Assanga et al. 2013, S. 4630 ff.

[15] Vgl. Chan-Blanco et al. 2006, S. 645 ff.

[16] Vgl. ebd., S. 645 ff.

Die in der gesamten Pflanze enthaltenen Stoffgruppen umfassen ß-Sitosterin, Purine, Indole, Glucose, Flavonoide, Glycoside, Flavone, Fettsäuren, Alkohole, Caprylsäure, Capronsäure, Anthrachinone, Alkaloide, Ursolsäure, Saronjidiol, Rubiadinmonomethylether, Rubiadin, Chinolin, Nordamnacanthal, Morindonehexa-ß-primeverosid, Morindon, Morindin, Morindadiol, Monoethoxyrubiadin, 2-methyl-3,5,6-tetrahydroxyanthraquinon-6-ß-primeverosid, Alpha-methoxyalizarin, 3-hydroxymorindon-6-ß-primererosid, 3-hydroxymorindon, 2-methyl-3,5,6-trihydroxyanthraquinon, lucidin-3-ß-primeverosid, Lucidin, 5,6-dihydroxylucidin-3-ß-primeverosid ,5,7-dimethylapigenin- 40-O-ß-D(+)-galactopyranosid, 5,6-dihydroxylucidin, Digoxin, Damnacanthol, Chrysophanol, $C_{18}H_{24}O_{12}$, Asperulosid, Alizarin, Ajmalicin Isomere und 5,7-Acacetin-7-O-ß-D(+)-glycopyranosid.[17]

Darüber hinaus enthalten die Früchte von *M. citrifolia* circa 50 flüchtige Stoffe, die in der Haltbarkeit ihrer chemischen Ursprunsstruktur begrenzt sind. Diesen Stoffen können Lakcone, Ketone, Ester wie Methyloctanoat, Isoprenol enthaltende Alkohole und organische Säuren wie Octansäure und Hexansäure zugeordnet werden.[18]

Der zur weiteren Verarbeitung verwendete gefriergetrocknete Nonisaft enthält die Spurenelemente Magnesium (6,11 Gramm pro Liter bei einer Standardabweichung von 0,21 Gramm), Kupfer (2,22 Gramm pro Liter bei einer Standardabweichung von 0,31 Gramm), Molybdän (0,16 Gramm pro Liter bei einer Standardabweichung von 0,004 Gramm) und Cobalt (0,0474 Gramm pro Liter bei einer Standardabweichung von 0,0006 Gramm).[19]

Bezüglich der Mineralstoffe sind Kalium, Kalzium, Schwefel, Phosphor und Selen im Nonisaft enthalten.[20]

Die im Saft der Nonifrüchte enthaltenen Aminosäuren sind Glutamat, Alanin und Arginin mit einem Anteil von 20 bis 26 Milligramm pro 100 Gramm. Glycin, Cystein, Methionin, Tyrosin, Phenylalanin und Lysin mit einem Anteil von 9 bis 14,5 Milligramm pro 100 Gramm. Valin, Threonin, Serin, Isoleucin und Leucin mit einem Anteil von 3 bis 6,5 Milligramm pro 100 Gramm, sowie Histidin und Asparaginsäure mit jeweils 2 Milligramm und 34,9 Milligramm pro 100 Gramm.[21]

---

[17] Vgl. Krishnaiah et al. 2012, S. 127 ff.

[18] Vgl. Farine et al. 1996, S. 433 ff.

[19] Vgl. Rybak & Ruzik 2013, S. 19 ff.

[20] Vgl. Chunhieng 2003, S. 15 ff.

[21] Vgl. Rawangban et al. 2011, S. 8 ff.

Darüber hinaus enthält der aus der Nonifrucht gewonnene Saft die Vitamine C (Ascorbinsäure) und Provitamin A.[22, 23]

In der Nonifrucht finden sich darüber hinaus auch Phenolverbindungen wie Anthrachinonglykoside, Rubiadin, Damnakanthal, Nordamnakanthal, Aucubin, Alizarin, Morindon und Scopoletin.[24]

Mit dem Wasser-, Ethanol- und Methanolextrakt indischer *M. citrifolia* Früchte wurde ein phytochemisches Screening durchgeführt, bei dem folgende sekundäre Metaboliten in allen Extrakten identifiziert werden konnten: Steroide, Herzglycoside, Phenol, Tannine, Terpenoide, Alkaloide, Kohlehydrate, Flavinoide, reduzierende Zucker, Lipide und Fette. Saponine konnten nur in Wasser- und Methanolextrakten gefunden werden und säurehaltige Komponenten nur in Wasserextrakten.[25]

Im Fruchtfleisch von brasilianischen *M. citrifolia* Früchten konnten reduzierte Zucker (hauptsächlich Glucose, Fructose und Saccharose) und hohe Mineralkonzentrationen identifiziert werden.[26]

Bei Screenings verschiedener kommerziell produzierter Nonisaftextrakte aus Nigeria wurden reduzierte Zucker, Phenole, Tannine, Flavinoide, Saponine, Glycoside, Steroide, Terpenoide, Alkaloide und säurehaltige Komponenten identifiziert. Anthrachinone, Phylobatannine und Naturharze fehlten in diesen nigerianischen Extrakten.[27]

Wässrige Auszüge aus brasilianischen M. citrifolia Früchten enthielten bei der Durchführung eines phytochemischen Screenings Alkaloide , Cumarine , Flavonoide, Tannine, Saponine , Steroide und Triterpenoide.[28]

Studien zu einem aus malaysischen M. citrifolia Wurzeln gewonnenen Dichlormethanwurzelextrakt führten zur Isolierung und Charakterisierung von zehn Anthrachinonen, unter anderem Damnacanthol, Rubiadin, Soranjidiol, Morindon, Damnacanthal und Nordamnacanthal.[29]

---

[22] Vgl. Krishnaiah et al. 2012, S. 127 ff.

[23] Vgl. Shovic & Whistler 2001, S. 199 ff.

[24] Vgl. Mahanthesh et al. 2013, S. 215 ff.

[25] Vgl. Nagalingam et al. 2012, S. 179 ff.

[26] Vgl. Da Silva et al. 2012, S. 1 ff.

[27] Vgl. Anugweje 2015, S. 40 ff.

[28] Vgl. Serafini et al. 2011, S. 1159 ff.

[29] Vgl. Saidan 2009, S. 30 ff.

3. Marktsituation

Im südindischen Bundesstaat Karnataka wurde im April 2015 vom Vorsitzenden des *TMAE Pharmacy College* eine Pressemitteilung veröffentlicht, in der er die Bürger dazu auffordert, den Krankheitserscheinungen des 21. Jahrhunderts mit natürlichen Heilmitteln zu begegnen. Er bezieht sich dabei konkret auf die Heilwirkungen und das medizinische Potential von *Morinda citrifolia*.[30]

Die Professorin *Dr. M. Vasundhara* von der *University of Agricultural Sciences* in Bangalore unterstützt diese Aussagen und betont in diesem Zusammenhang die Vielfalt der Extraktionsmöglichkeiten, die sich aus den unterschiedlichen Pflanzenteilen von *morinda citrifolia* ergeben. Sie ist darüber hinaus der Meinung, dass die Kultivierung von *morinda citrifolia* ein lukratives Geschäft für die Bauern bedeutet, da die Pflanze bezüglich der klimatischen Bedingungen als anspruchslos einstufen ist.[31]

Dass die Pflanze für Bauern tatsächlich ein lukratives Geschäft bedeuten kann, zeigen auch Untersuchungen des *College of Tropical Agriculture and Human Resources* in Mānoa. Fasst man die durch diese Institution generierten Daten zusammen, so lässt sich festhalten, dass die Pflanze bereits nach 9 bis 12 Monaten Früchte trägt und geerntet werden kann. Die Pflanze trägt immer Früchte in verschiedenen Reifestadien, sodass jeden Monat geerntet werden kann. Nach fünf Jahren können pro Monat mehr als 9 Kilogramm Früchte pro Pflanze geerntet werden. Ein Hektar Anbaufläche bietet Platz für circa 710 Pflanzen, wodurch der monatliche Ertrag einer solchen Agrarfläche nach fünf Jahren bei mehr als 6,39 Tonnen liegt. Bezogen auf die Saftproduktion bedeutet das circa 15,88 Tonnen Saft pro Hektar Agrarfläche in einem Jahr.[32]

Diese Berechnungen stellen den Idealfall unter optimalen Bedingungen dar. Da aber viele Faktoren diesen Idealfall beeinflussen, können Noni kultivierende Bauern durchschnittlich mit einem Ertrag von 55,57 Tonnen Früchten pro Hektar in einem Jahr rechnen.[33]

Der größte Hersteller von Nonisafterzeugnissen heißt *TNI* und hat seinen Firmenhauptsitz im *US*-Bundesstaat Utah. Die konzerneigene Webseite empfiehlt zur Steigerung des allgemeinen Wohlbefindens täglich 60 ml Nonisaft zu konsumieren.[34]

---

[30] Vgl. The Hindu 2015

[31] Vgl. ebd.

[32] Vgl. College of Tropical Agriculture and Human Resources 2006

[33] Vgl. ebd.

[34] Vgl. Gerstendorfer 2015

Nachdem ein Liter Nonisaft im Einzelhandel bis zu 40 € kostet und *morinda citrifolia* eine eigentlich genügsame Agrarpflanze ist, die enorme Erträge generiert, stellt sich die Frage, wie diese Fakten im Zusammenhang mit der verstärkten medialen Aufmerksamkeit zu bewerten sind.[35]

4. Verwendung in der Lebensmittelindustrie

Die verschiedenen Pflanzenteile von M. citrifolia finden in unterschiedlichen Bereichen der Lebensmittelindustrie Verwendung. In den folgenden Absätzen soll dieser Industriezweig genauer betrachtet werden.

4.1. Verwendung als natürliches Konservierungsmittel

M. citrifolia wird als Lebensmittelzusatz unter dem Namen Nonipüree und M. citrifolia Zellstoffpulver verwendet.[36, 37]

Die Unbedenklichkeit zum Einsatz als Lebensmittelzusatz in der verarbeitenden Industrie ist durch *in vivo* Studien gesichert.[38]

Die Lebensmittelindustrie ist in erster Linie an der tahitianischen M. citrifolia aufgrund der antioxidativen Wirkung von Wurzeln, Blättern und Früchten interessiert, die somit eine dem Vitamin E ähnelnde Wirkung aufweisen. Darüber hinaus enthalten sie Butylhydroxytoluol, ein Phenolderivat, das natürliches Konservierungspotential besitzt.[39]

Das Püree wird des Weiteren mit den Zutaten von industriell produzierten Rindfleischpasteten vermengt, um die Lipidoxidation zu vermindern, die Farbstabilität zu gewährleisten und die Haltbarkeit zu verlängern. Der Einsatz als derartiges Additivum ist jedoch aufgrund des entstehenden Beigeschmacks auf eine selektierte Produktauswahl der verarbeitenden Industrie beschränkt.[40]

Durch die Zugabe von Maltodextrin zu dem M. citrifolia Zellstoffpulver verringert sich dessen Empfindlichkeit gegenüber Feuchtigkeit und es werden unerwünschte Gerüche und Geschmäcke eliminiert.[41]

---

[35] Vgl. ebd.

[36] Vgl. European Food Safety Authoritiy 2009, S. 1 ff.

[37] Vgl. Anwar et al. 2007, S. 762 ff.

[38] Vgl. West et al. 2011, S. 2295 ff.

[39] Vgl. Zin et al. 2002, S. 227 ff.

[40] Vgl. Nathan et al. 2012, S. 131 ff.

[41] Vgl. Anwar et al. 2007, S. 762 ff.

4.2. Nonisaft

Die Nonisaftproduktion bildet für viele andere Industriezweige das Ausgangsprodukt und wird direkt nach der Ernte, entweder durch das Zusammenpressen der Nonifrüchte oder durch das Fermentieren der Selbigen, gewonnen. Letzteres Verfahren findet wesentlich häufiger Anwendung als ersteres.[42, 43]

Die spätere chemische Zusammensetzung der Safterzeugnisse, ist maßgeblich von dem zur Saftgewinnung eingesetzten Verfahren abhängig. So enthält der durch Fermentation gewonnene Nonisaft aus Amerika gegenüber dem ebenfalls durch Fermentation gewonnen Nonisaft aus Thailand weniger Vitamin C, B1, B2, B3 und B12.[44]

Um durch Lagerung und Transport bedingte Probleme zu vermeiden, wird Nonisaft in Nonisaftkonzentrat umgewandelt. Dennoch beeinflussen derartige Verfahren und Lagerungsbedingungen die Stabilität der im Saft enthaltenen Komponenten. So wirkt sich z.B. Wärme negativ auf die organoleptischen Eigenschaften der Safterzeugnisse aus.[45]

Beim Fermentierungsprozess der Nonifrüchte, der üblicherweise bis zu 90 Tage dauert, sinkt das gegen freie Radikale gerichtete Wirkpotential um 90 Prozent.[46]

Bei Trocknungsprozessen, die im Zuge einiger Herstellungsverfahren von statten gehen, wird das Ausgangsprodukt auf bis zu 50 Grad Celsius erhitzt, was das gegen freie Radikale gerichtete Wirkpotential um 20 Prozent reduziert.[47]

Wird Nonisaft über 90 Tage bei 24 Grad Celsius gelagert, geht damit ebenfalls eine Reduktion des gegen freie Radikale gerichteten Wirkpotentials um 90 Prozent einher.[48]

Wird der Nonisaft zwischen -18 Grad Celsius und 4 Grad Celsius gelagert, bewegt sich die Reduktion des gegen freie Radikale gerichteten Wirkpotentials im Bereich von zehn Prozent bis 55 Prozent.[49]

---

[42] Vgl. Newton 2002, S. 29 ff.

[43] Vgl. Nelson 2006

[44] Vgl. Nandhasri et al. 2005, S. 579 ff.

[45] Vgl. Valdés et al. 2009, S. 205 ff.

[46] Vgl. Yang et al. 2007, S. 302 ff.

[47] Vgl. ebd., S. 302 ff.

[48] Vgl. ebd., S. 302 ff.

[49] Vgl. ebd., S. 302 ff.

Der Geschmack einiger für den breiten Markt produzierter Frischfruchtsäfte wird durch eine Mixtur aus zehn Prozent fermentiertem Saftkonzentrat indischer Nonifrüchte, zwei Prozent Ingwerextrakt und 14 Prozent Feststoffkonzentrat optimiert.[50]

Bezüglich der Haltbarkeit von Nonisaftkonzentraten sowie aus der Nonifrucht gewonnenem Zellstoffpuder konnte in einer Studie, bei der thailändisches *M. citrifolia* Konzentrat untersucht wurde, eine Produktstabilität von 451 Tagen nachgewiesen werden.[51]

Die Parameterangaben zu der Konzentrationsvariation, dem Inhalt von bioaktiven Komponenten und dem Inhalt von fermentierten Bestandteilen, sollte in vielen kommerziell produzierten Nonisaftprodukten genauere Erwähnung auf der Verpackung des jeweiligen Produkts finden, sowie ob und wie lange das jeweilige Produkt durch ein Pasteurisierungsverfahren nachbehandelt wurde.[52]

4.3. Probiotische Nonisaftprodukte

Taiwanesischer Nonisaft aus entkernten *M. citrifolia* Früchten eignet sich zur Herstellung von probiotischen Säften. Zu diesem Zweck werden dem unbehandeltem Nonisaft die Milchsäurebakterienkulturen *Lactobacillus casei* und *Lactobacillus plantarum oder* Bifidobakterien wie *Bifidobacterium longum* beigefügt.[53]

Nach einem achtundvierzigstündigen Fermentationsprozess kann bei allen drei Pilz- und Bakterienkulturen ein gesundes Koloniewachstum beobachtet werden, was in einem Gehalt von circa 109 Einheiten pro Milliliter resultiert.[54]

Die *Lactobacillus casei* Kulturen produzieren im Nonisaftmedium weniger als *Bifidobacterium longum* Kulturen.[55]

Lactobacillus plantarum und *Bifidobacterium longum* überleben im Nonisaftmedium auch bei niedrigerem pH-Wert und sind für eine kühle Lagerung bei vier Grad Celsius über einen Zeitraum von vier Wochen geeignet. Somit können aus Nonisaft hergestellte Probiotika mit *Lactobacillus plantarum*- und *Bifidobacterium longum* Kulturen als marktfähiges Produkt bezeichnet werden.[56]

---

[50] Vgl. Joshi et al. 2012, S. 3 ff.

[51] Vgl. Rawangban et al. 2011, S. 8 ff.

[52] Vgl. Brown 2012, S. 1427 ff.

[53] Vgl. Wang et al. 2009, S. 98 ff.

[54] Vgl. ebd., S. 98 ff.

[55] Vgl. ebd., S. 98 ff.

[56] Vgl. ebd., S. 98 ff.

5. Verwendung in der Pharmazie und Pharmakologie

Die Nonipflanze ist aufgrund diverser Eigenschaften auch für die Pharmazie und Pharmakologie von Bedeutung. In den folgenden Absätzen soll der Fokus der Betrachtung auf die Entwicklungen in diesem Industriezweig gerichtet werden.

5.1. Stoffisolierung und Nanotechnologie

M. citrifolia kann aus medizinischer Sicht als eine natürliche Quelle zur Herstellung von für die Pharmaindustrie relevanten Produkten betrachtet werden. Unter Verwendung von Bioreaktortechnik und standardisierten Kultivierungsbedingungen kann eine spezifische Isolierung von medizinisch relevanten Komponenten von hoher Qualität erreicht werden.[57]
Die Wurzeln von *M. citrifolia* könnten eine ergiebige Quelle zur Gewinnung von Anthrachinonen, Flavonoiden, Phenolharzen und Rubiadin darstellen.[58]
Wässrige Extrakte aus indischen *M. citrifolia* Wurzeln wurden aufgrund der enthaltenen Anthrachinonen bereits zur Synthese von Edelmetallnanopartikeln eingesetzt.[59]
Des Weiteren wurde wässriges *M. citrifolia*-Wurzelextrakt auch zur Reduktion von Silbernitrat in Silbernanopartikeln eingesetzt. Durch den chemischen Umwandlungsprozess entwickelten sich aus dem Silbernitrat Silberionen mit einem Durchmesser von 30 bis 55 Nanometern, die bei Versuchen mit der HeLa-Zelllinie zytotoxische Eigenschaften aufwiesen.[60]
Bezogen auf die medizinische Relevanz von Gold konnten durch die Kombination von *M. citrifolia*-Wurzelextrakt und Chlorsäure Goldnanopartikel mit einem Durchmesser von 12,17 Nanometern bis 38,26 Nanometern hergestellt werden, die aufgrund der geringen Größe ein höheres Wirkpotential in der Krebstherapie aufweisen als das unbehandelte Element.[61]
Bevor die Forschungsarbeit bezüglich derartiger *M. citrifolia*-Extrakte intensiviert wird, sollten dem vorausgehend umfassende *Screenings* durchgeführt werden, um bisher unbemerkt gebliebene Langzeitentwicklungen toxischer Natur besser einschätzen zu können.[62]

---

[57] Vgl. Baque et al. 2012, S. 1255 ff.

[58] Vgl. ebd., S. 1255 ff.

[59] Vgl. Suman et al. 2013, S. 74 ff.

[60] Vgl. ebd., S. 74 ff.

[61] Vgl. Suman et al. 2014, S. 11 ff.

[62] Vgl. Singh 2012, S. 77 ff.

5.2. Herstellung chemischer Nachweisreagenzien natürlichen Ursprungs

Das aus getrockneten thailändischen *M. citrifolia* Wurzeln gewonnene Acetonextrakt wurde in verschieden Studien erfolgreich als Nachweisreagenz bei spektrophotometrischen Fließinjektionen eingesetzt.[63] Die in diesen Extrakten enthaltenen Anthrachinone wie Alizarin konnten erfolgreich als Indikator zur Identifizierung von Aluminium in Teeproben eingesetzt werden. Dabei reagierten die Anthrachinone mit dem Aluminium und führten zu einer rötlichen Färbung der kontaminierten Teeproben. Da es sich bei dem aus der *M. citrifolia* Wurzel gewonnen Indikator um eine Nachweisreagenz natürlichen Ursprungs handelt, bei der zum bisherigen Zeitpunkt noch keine zu pathologischen Veränderungen führenden Langzeiteffekte bekannt sind, könnte sich daraus ein breites Einsatzspektrum zur Qualitätskontrolle verschiedener Lebensmittel ergeben.[64]

5.3. Herstellung umweltschonender Insektizide natürlichen Ursprungs

Bei der Untersuchung von aus indischen *M. citrifolia* Blättern gewonnen Extrakten konnte bei Konzentrationen von 100 bis 500 ppm ein für den Organismus von Stechmücken schädlicher Effekt beobachtet werden. Es wurden Wasser-, Chloroform-, Hexan-, Aceton-, und Methanolextrakte auf deren Wirksamkeit hin miteinander verglichen. Die Untersuchungen an verschiedenen Larven- und Puppenstadien wurden über einen Zeitraum von 24 und 48 Stunden durchgeführt. Bei dem aus Noniblättern gewonnenen Methanolextrakt konnte die höchste Larven- und Puppensterblichkeit verzeichnet werden.[65]

Bei Versuchen mit der Stechmückenart *Anopheles stephensi* wurde die Wirksamkeit von aus den Blättern von *M. citrifolia* gewonnem Methanolextrakt mit einem Kombinationsmittel, bei dem das Methanolextrakt mit dem insektentötenden Bodenpilz *Metarhizium anisopliae* vermischt wurde, verglichen. In Kombination mit dem *Metarhizium*

---

[63] Vgl. Tontrong et al. 2012, S. 624 ff.

[64] Vgl. ebd., S. 624 ff.

[65] Vgl. Kovendan et al. 2012, S. 362 ff.

anisopliae-Pilz konnte bei aus Nonyblättern gewonnene Methanolextrakt eine Steigerung der Larven- und Puppenmortalität nachgewiesen werden.[66]

6. Erfassung des Wirkpotentials auf Basis von *in vitro* und *in vivo* Analysen

Im weiteren Verlauf dieser Arbeit soll nun das therapeutische Potential von M. citrifolia für verschiedene Indikationsbereiche auf der Basis von *in vitro* und *in vivo* Studien analysiert werden.

6.1. Gegen Fettleibigkeit gerichtete Wirkungen

In einer von Nishioka et al. durchgeführten *in vivo* Studie wurde eine gewichtsreduzierende Wirkung von Nonisaft an Mäusen untersucht. Bei den mit Nonisaft gefütterten Mäusen konnte eine durchschnittliche Gewichtsreduktion um 40 Prozent beobachtet werden. Die Mäuse in der Kontrollgruppe wurden nach den Prinzipien einer *High Fat Diät (HFD)* gefüttert. Bei den Mäusen dieser Gruppe konnte eine durchschnittliche Gewichtsreduktion um 25 Prozent beobachtet werden. Die Analyse der durch die Studie generierten Daten konnte auch eine verbesserte Glucosetoleranz sowie eine Senkung des Plasmatriglycerid Werts in der Nonisaftgruppe nachweisen. Die Ergebnisse dieser Studie lassen einen hypoglykämischen Effekt von Nonisaftprodukten erkennen.[67]

6.2. Anthelmintische Wirkungen

In einer von Brito et al. durchgeführten *in vivo* Studie wurde die Wirkung von verschiedenen Nonifruchtextrakten im Zusammenhang mit Ascaridia galli Rundwürmern untersucht. Bei den infizierten Hühnern konnte, bezogen auf das Wasser- und Ethanolextrakt, eine Populationsreduktion der Rundwürmer von jeweils 27,08 und 66,67 Prozent beobachtet werden.[68]

---

[66] Vgl. Kovendana et al. 2014, S. 173 ff.

[67] Vgl. Nishioka & Nerurkar 2007, S. 982

[68] Vgl. Brito et al. 2009, S. 32 ff.

6.3. Antiseptische und antimikrobielle Wirkungen

In einer von West et al. durchgeführten *in vitro* Studie wurde der antimikrobielle Effekt eines durch Butanol ergänzten Methanolextrakts aus tahitianischen *M. citrifolia* Früchten auf Kulturen von *Staphylococcus aureus*, *Candida albicans* und *Escherichia coli* untersucht. Die *Candida albicans* Kulturen reagierten dabei am empfindlichsten auf die antimikrobielle Wirkung des *M. citrifolia*-Extrakts, wohingegen die *Staphylococcus aureus* Kulturen die höchste Resistenz aufwiesen. Der antimikrobielle Effekt des Extrakts kann auf dessen hohen Iridoidgehalt in Form von Asperulosid-, und Deacetylasperulosidsäure zurückgeführt werden.[69]

In einer anderen, von Jayaraman et al. durchgeführten *in vitro* Studie, wurde die antimikrobielle Wirkung von Methanol-, Hexan-, und Ethylacetatextrakt aus indischen *M. citrifolia* Früchten im Zusammenhang mit einer Vielzahl von Mikroorganismen untersucht. Das Methanolextrakt wies dabei die höchste Effizienz auf, wohingegen bei dem verwendeten Hexanextrakt bei keiner der untersuchten Kulturen ein antimikrobieller Effekt nachweisbar war.[70]

6.4. Antioxidative Wirkungen

In einer von Matsuda et al. durchgeführten *in vitro* Studie wurde ein antioxidativer Effekt von aus Früchten, Samen und Blättern gewonnenen Ethanolextrakten auf den Prozess der Pigmentbildung untersucht. Bei dem Samenextrakt konnte hierbei eine stärkere Hemmung des Melanin produzierenden Tyrosinase Enzyms beobachtet werden als bei dem Fruchtextrakt. Bei der Analyse des Blätterextraktes konnte keine hemmende Wirkung auf das Tyrosinase Enzym festgestellt werden. Die hemmende Wirkung auf das Tyrosinase Enzym konnte mit den in Samen und Füchten enthaltenen Lignane in Verbindung gebracht werden.[71]

In einer von Kamiya et al. durchgeführten *in vitro* Studie konnte bei Wasser-, Butanol-, Chloroform-, Methanol- und Ethanolextrakten eine Hemmung der Oxidationsprozesse im Zusammenhang mit *LDL* Proteinen nachgewiesen werden. Dieser Effekt ist ebenfalls auf die in diesen Extrakten enthaltenen Lignane zurückzuführen.[72]

---

[69] Vgl. West et al. 2012, S. 52 ff.

[70] Vgl. Jayaraman et al. 2008, S. 44 ff.

[71] Vgl. Masuda et al. 2009, S. 267 ff.

[72] Vgl. Kamiya et al. 2004, S. 5843 ff.

6.5. Enzündungshemmende Wirkungen

In einer von Su et al. durchgeführten *in vivo* Studie wurde die Wirkung von tahitianischem Nonisaft im Zusammenhang mit durch Carrageen induzierten Ödemen in Rattenpfoten untersucht. Dabei konnte ein mit der entzündungshemmenden Wirkung von nicht-steroidalen Antiphlogistika wie Acetylsalicylsäure oder Celecoxib vergleichbarer Effekt beobachtet werden. Im Rahmen dieser Studie konnten darüber hinaus keine durch den Nonisaft hervorgerufenen Nebenwirkungen bei den Ratten festgestellt werden.[73]

In einer von Palu et al. durchgeführten *in vitro* Studie konnte eine hemmende Wirkung von tahitianischem Nonisamenöl auf *COX 2* und *5 LOX* Enzyme beobachtet werden. Durch eine Hemmung dieser Enzyme werden antiinflammatorische Prozesse eingeleitet.[74]

6.6. Antiarthritische Wirkungen

In einer von Saraswathi et al. durchgeführten *in vivo* Studie wurde die Wirkung von indischem Nonisaft auf die Symptomentwicklung von an Arthritis erkrankten Ratten untersucht. Es konnten Reduktionen der Pfotendicke und ein Rückgang von Läsionen beobachtet werden. Auch der im Rahmen der Studie untersuchte *Arthritis-Index* konnte durch die Verabreichung von Nonisaft gesenkt werden. Dieser antiarthritische Effekt kann auf die im Nonisaft enthaltenen Flavinoide und Phenole zurückgeführt werden.[75]

6.7. Gegen Diabetes gerichtete Wirkungen

In einer von Puranik et al. durchgeführten *in vivo* Studie wurde die Wirkung von oral verabreichtem Nonisaft auf den Krankheitsverlauf von an Diabetes Typ 2 erkrankten Wistar Ratten untersucht. Den weiblichen Ratten wurde täglich eine Saftdosis von 1,8 ml oder 3,6 ml pro Kilogramm über zehn Tage verabreicht. Dabei konnte der Blutzuckerspiegel gegenüber der Kontrollgruppe signifikant gesenkt werden. Bei einer erhöhten Dosis von zweimal täglich 3,6 ml pro Kilogramm konnte der Nonisaft im Zusammenhang mit der untersuchten Problematik bessere Ergebnisse als das gängige Antidiabetesmedikament Rosiglitazon erzielen. Die erhöhte Dosis führte bei den untersuchten Ratten jedoch auch zu einem erhöhten Aufkommen von Leberschäden.[76]

---

[73] Vgl. Su et al. 2001, S. 308 ff.

[74] Vgl. Palu et al. 2012, S. 74 ff.

[75] Vgl. Saraswathi et al. 2012, S. 1236 ff.

[76] Vgl. Puranik et al. 2013, S. 475 ff.

Horsfal et al. untersuchte den hypoglykämischen Effekt von tahitianischem Nonisaft in einer *in vivo* Studie an männlichen Sprague Dawley Ratten. Den Ratten wurde über vier Wochen zweimal täglich 1 ml Nonisaft pro Kilogramm Körpergewicht oral verabreicht. Im Anschluss an diese Vorlaufphase wurde bei den Ratten eine durch Alloxan induzierte Diabetes Typ 2 Erkrankung ausgelöst. Mit der Manifestation der Erkrankung ging eine Erhöhung des Blutzuckerspiegels einher. Durch die prophylaktische Nonisaftbehandlung konnte jedoch nach kurzer Zeit eine stetige Senkung des Blutzuckerspiegels beobachtet werden.[77]

6.8. Unterstützende Wirkungen bei der Wundheilung

In einer von Palu et al. durchgeführten *in vivo* Studie wurden die Wirkungen von aus tahitianischem Noniblattsaft gewonnenem Ethanol-, Hexan-, und Methanolextrakt im Zusammenhang mit Wundheilungsprozessen untersucht. Die Aktivität der an der Wundheilung beteiligten *PDGF-*, und Adenosin *A2A*-Rezeptoren konnte bei den männlichen Mäusen durch alle Extrakte erhöht werden. Bei dem Methanolextrakt konnte eine Verkürzung der Wundenschließzeit um 50 Prozent gegenüber der Kontrollgruppe nachgewiesen werden. Dieser Wundheilungsfördernde Effekt von Noniblattsaftextrakten kann durch Ligandenbindungen an die *PDGF-*, und Adenosin *A2A*-Rezeptoren erklärt werden.[78]

6.9. Beruhigende und anxiolytische Wirkungen

Durch eine von Deng et al. durchgeführte *in vitro* Studie konnte ein sedativer und anxiolytischer Effekt von aus tahitianischen Nonifrüchten gewonnenem Methanolextrakt nachgewiesen werden. In einer Konzentration von 100 lg pro ml entwickelt das Extrakt eine anziehende Wirkung auf *GABAa* hemmende Neurotransmitter. Die in dem Extrakt enthaltenen Liganden besetzen dann anstatt der hemmenden Neurotransmitter die *GABAa* Rezeptoren und lösen dort die beschriebenen Effekte aus.[79]

---

[77] Vgl. Horsfal et al. 2008, S. 34 ff.

[78] Vgl. Palu et al. 2010, S. 1437 ff.

[79] Vgl. Deng et al. 2007, S. 517 ff.

Bei einer von Muto et al. durchgeführten *in vivo* Studie konnte bei männlichen *ICR* Mäusen, denen täglich 10 ml tahitianischer Nonifruchtsaft oral verabreicht wurde, ein schützender Effekt auf das Gehirn beobachtet werden. Durch die Verbesserung der Angiogenese, die einen Prozess der Neubildung von Blutgefäßen beschreibt, reagierten die Mäuse weniger empfindlich auf den Einfluss von äußerem Stress, was in der Dokumentation von weniger stressbedingten Beeinträchtigungen der Kognition resultierte.[80]

Bei einer von Pandy et al. durchgeführten *in vivo* Studie wurde Schweizer Albino Mäusen Methanolextrakt von unreifen, getrockneten Nonifrüchten in Dosen von einem, zwei, drei, fünf und zehn Gramm pro Kilogramm Körpergewicht oral verabreicht. Das Extrakt behinderte bei der gleichzeitigen Verabreichung von Methamphetamin den die Dopaminausschüttung steigernden Effekt dieser Substanz. Der in diesem Zusammenhang beobachtete antidopaminerge Effekt könnte für die Entwicklung von Beruhigungsmitteln relevant sein.[81]

6.10. Gegen Krebs gerichtete Wirkungen

In einer von Kamiya et al. durchgeführten in vitro Studie wurde die Wirkung von aus frischen und getrockneten Morinda citrifolia Blättern gewonnenen Dichlormethanextrakten examiniert. Die Initiatoren der Studie gingen davon aus, dass die Blattextrakte effizienter und sicherer als die isolierten Einzelkomponenten Rutin, Damnacanthal und Scopoletin sind. Die Extraktwirkung wurde an Lungen-, Zervix-, Brust- und Leberkrebszelllinien untersucht. Beide Extraktarten hatten eine hemmende Wirkung auf die Mitose der Lungen- und Zervixkarzinomzellen. Bei der Untersuchung der isolierten Einzelstoffe konnte nur im Zusammenhang mit Damnacanthal eine stark zytotoxische Wirkung auf alle Krebszelllinien nachgewiesen werden. Bei Scopoletin und Rutin konnten nur schwach wachstumshemmende Wirkungen auf die Krebszelllinien beobachtet werden.[82]

In einer von Gupta et al. durchgeführten in vitro Studie wurde die Wirkung des Chemotherapeutikums Cisplatin mit der von Nonisaft im Zusammenhang mit den Zelllinien HeLa und SiHa verglichen. Die zelltötende Wirkung von Cisplatin war gegenüber der des Nonisafts leicht erhöht. Das beste Ergebnis im Hinblick auf die Zelltötungsrate

---

[80] Vgl. Muto et al. 2010, S. 211 ff.

[81] Vgl. Pandy et al. 2012, S. 186

[82] Vgl. Kamiya et al. 2010, S. 725 ff.

konnte durch eine kombinierte Therapie von Cisplatin mit Nonisaft als Adjuvanz erreicht werden.[83]

In einer von Chan-Blanco et al. durchgeführten in vivo Studie wurde die Wirkung von Nonisaft auf den Prozess der Tumorentwicklung in Ratten untersucht. Bei den Ratten wurde auf künstlichem Weg die Tumorentwicklung in verschiedenen Organen angeregt. Den Ratten wurde im Anschluss über einen Zeitraum von einer Woche zehnprozentiger Nonisaft über das Trinkwasser zugeführt. Die Anzahl der durch DNS Addukte ausgelösten Mutationen konnte durch diese Interventionsmethode in den verschiedenen Organen gesenkt werden. Bei den männlichen Ratten konnte hierbei eine effektivere Reduktion als es bei den Weiblichen beobachtet werden. Die Mutationsreduktion betrug bei den männlichen Ratten durchschnittlich 60 Prozent für das Herz, 70 Prozent für die Leber, 50 Prozent für die Lunge und 90 Prozent für die Nieren.[84]

6.11. Wirkungen auf die Gedächtnisleistung

In einer von Pachauri et al. durchgeführten in vivo Studie wurde die Wirkung von zwei verschiedenen Nonifruchtextrakten auf die Gedächtnisleistung von Mäusen untersucht. Das aus getrockneten Früchten gewonnene Ethanolextrakt mit einer Ethylacetatkomponente konnte durch die Verbesserung der zerebralen Durchblutung und einer Hemmung der Acetylcolinesterase die Gedächtnisleistung der Mäuse verbessern. Ein durch eine Butanolkomponente ergänztes Ethanolextrakt hatte keine Auswirkungen auf die geistige Leistungsfähigkeit der Mäuse. Die positive Wirkung des durch Ethylacetat ergänzten Ethanolextrakts kann mit dem darin enthaltenen Quercetin, Scopoletin und Rutin in Verbindung gebracht werden.[85]

7. Diskussion

Bezüglich der zu Anfang erwähnten Marktsituation bleibt die Frage, inwieweit im Fall von Nonierzeugnissen ein ausgeglichenes *Preis-Leistungs-Verhältnis* besteht. Wie bei vielen tropischen Früchten ist, auch bezogen auf *Morinda citrifolia,* nicht ersichtlich, inwieweit die

---

[83] Vgl. Gupta et al. 2013, S. 237 ff.

[84] Vgl. Chan-Blanco et al. 2006, S. 645 ff.

[85] Vgl. Pachauri et al. 2012, S. 34 ff.

am Anfang dieses Prozesses stehenden Kleinbauern an der Gewinnausschüttung des durch den Markt generierten Geldes beteiligt sind.[86]

Die Ergebnisse der *in vitro* und *in vivo* Studien lassen erkennen, dass sich für Nonierzeugnisse und Extrakte noch keine einheitliche Darreichungsform etablieren konnte. Es lässt sich jedoch erkennen, dass gerade im Falle der Methanolextrakte von einem breiten Wirkspektrum ausgegangen werden kann.

Die Studienlage bezüglich klinischer Untersuchungen von Nonierzeugnissen am Menschen lässt erkennen, dass auf diesem Gebiet noch Forschungsbedarf besteht. Bei einer Recherche auf der Datenbank *PubMed* konnten mit der Stichwortverknüpfung „morinda AND citrifolia" und der Filtereinstellung „Clinical Trial" zehn Ergebnisse gefunden werden. Keine der gefunden Studien thematisierte eine konkrete Krankheitserscheinung, weshalb die Auswertung dieser Recherche auch nicht in diese Arbeit aufgenommen wurde.

8. Fazit/Ausblick

Bei *Morinda citrifolia* handelt es sich ungeachtet der medialen Aufmerksamkeit, die dieser Pflanze in jüngster Zeit zu Teil wird, um ein Gewächs, dessen Potential dieser Aufmerksamkeit durchaus gerecht wird. Die spärlich verfügbaren klinischen Studien lassen erkennen, dass sich die Erforschung der Wirkungen von *morinda citrifolia* am Menschen noch in der Anfangsphase befindet. Die bereits zahlreich vorhandenen *in vitro* und *in vivo* Analysen lassen jedoch die Möglichkeiten, die sich durch diese Pflanze in der modernen Medizin ergeben, erahnen. Für die Medizin werden vor allem die unterschiedlichen Extrakte aus Wurzel, Blatt und Frucht von Interesse sein, weshalb der Fokus der Betrachtung über die industriell gefertigten Safterzeugnisse hinaus erweitert werden sollte.

---

[86] Vgl. European Food Information Council 2011

9. Literaturverzeichnis

Anugweje, K. C. (2015) Micronutrient and phytochemical screening of a commercial Morinda citrifolia juice and a popular blackcurrant fruit juice commonly used by Athletes in Nigeria. World Rural Obser. 7(1), S. 40-48.

Anwar, E., Arsyadi, L. und Broto S. K. (2007) Study of coating tablet extract noni fruit (Morinda citrifolia, L.) with maltodextrin as a subcoating material. J. Med. Sci. 7(5), S. 762-768.

Baque, M. A., Moh, S. H., Lee, E. J., Zhong, J. J. und Paek, K. Y. (2012) Production of biomass and useful compounds from adventitious roots of high-value added medicinal plants using bioreactor. Biotechnol. Adv. 30(6), S. 1255-1267.

Brito, D.R., Fernandes, R.M., Fernandes, M.Z., Ferreira, M.D., Rolim, F.R. und da Silva Filho, M.L. (2009) Anthelmintic activity of aqueous and ethanolic extracts of Morinda citrifolia fruit on ascaridia galli. Rev. Bras. Parasitol. Vet. 18(4), S. 32-36.

Brown, A.C. (2012) Anticancer activity of Morinda citrifolia (Noni) fruit: a review. Phytother. Res. 26(10), S. 1427–1440.

Chan-Blanco, Y., Vaillant, F., Perez, A. M., Reynes, M., Brillouet, J. M. und Brat, P. (2006) The noni fruit (Morinda citrifolia L.): a review of agricultural research, nutritional and therapeutic properties. J. Food Compos. Anal. 19(6-7), S. 645-654.

Chunhieng, M.T. (2003) Developpement de nouveaux aliments sante´ tropical: application a la noix du Bresil Bertholettia excels et au fruit de Cambodge Morinda citrifolia. Ph.D, l'Institut National Polytechnique de Lorraine (INPL).

College of Tropical Agriculture and Human Resources (2006) Harvesting and Processing - NONI HARVESTING AND YIELDS: Questions and Answers. URL http://www.ctahr.hawaii.edu/noni/harvesting_yields.asp (abgerufen am 09.03.2016)

Da Silva, A. M., de Souza, A. M., de Paula Maciel, F., Diniz, A. P., Zan, R. A., Ramos, J. L. (2012) Analysis physical-chemical, mutagenic and antimutagenic of Morinda citrifolia L. (rubiaceae: Rubioideae) noni, germinaded in the region of Brazilian West Amazon. Open Access Scientific Reports 1(12), S. 1-6.

Deng, S., West, B. J., Palu, A. K., Zhou, B. N. und Jensen C. J. (2007) Noni as an anxiolytic and sedative: A mechanism involving ist a-aminobutyric acidergic effects. Phytomedicine 14, S. 517-522.

Deng, S., West, J. B. und Jensen C. J. (2010) A quantitative comparison of phytochemical components in global noni fruits and their commercial products. Food Chem. 122(1), S. 267-270.

European Food Safety Authoritiy (2009) Scientific opinion of the panel on dietetic products nutrition and allergies on a request from the European commission on the safety of Morinda citrifolia (noni) fruit puree and concentrate' as a novel food ingredient. The EFSA J. 998, S. 1-16.

European Food Information Council (2011) Superfood: Was verbirgt sich wirklich dahinter?. URL http://www.eufic.org/article/de/artid/The-science-behind-superfoods/ 2011 (abgerufen am 09.03.2016)

Farine, J. P., Legal, L., Moreteau, B. und Le Quere, J. L. (1996) Volatile components of ripe fruits of Morinda citrifolia and their effects on Drosophila. Phytochemistry 41(2), S. 433-438.

Gerstendorfer, E. (2015) Noni-Frucht: Wundermittel oder Geschäftemacherei?. URL http://kurier.at/lebensart/gesundheit/wundermittel-oder-doch-nicht-was-kann-die-noni-frucht/122.993.466 (abgerufen am 09.03.16)

Gupta, R. K., Banerjee, A., Pathak, S., Sharma, C. und Singh, N. (2013) Induction of mitochondrial-mediated apoptosis by Morinda citrifolia (noni) in human cervical cancer cells. Asian Pac. J. Cancer Prev. 14(1), S. 237-242.

Horsfal, A. U., Olabiyi, O. A., Osinubi, A. A., Noronha, C. C. und Okanlawon, A. O. (2008) Anti diabetic effect of fruit juice of Morinda citrifolia (Tahitian Noni Juice) on experimentally induced diabetic rats. Nigerian J. Health Biomed. Sci. 7(2), S. 34-37.

Iloki Assanga, S. B., Lewis Luján, L. M., Rivera-Castañeda, E. G., Gil-Salido, A. A., Acosta-Silva, A. L., Meza-Cueto, C. Y. und Rubio-Pino, J. L. (2013) Effect of maturity and harvest season on antioxidant activity, phenolic compounds and ascorbic acid of Morinda citrifolia L. (noni) grown in Mexico (with track change). Afr. J. Biotechnol. 12(29), S. 4630-4639.

Jayaraman, S. K., Manoharan, M. S. und Illanchezian, S. M. (2008) Antibacterial, antifungal and tumor cell supression potential of Morinda citrifolia fruit extracts. Int. J. Integr. Biol. 3(1), S. 44-49.

Joshi, A.A., Chilkawar, P.M. und Jadhav, B.A. (2012) Studies on physico-chemical properties of noni fruit (Morinda citrifolia) and preparation of noni beverages. Int. J. Food Sci. Nutr. Diet. 1(102), S. 3-8.

Kamiya, K., Tanaka, Y., Endang, H., Umar, M. und Satake, T (2004) Chemical constituents of Morinda citrifolia fruits inhibit copper-induced low-density lipoprotein oxidation. J. Agric. Food Chem. 52(19), S. 5843-5848.

Kamiya, K., Hamabe, W., Tokuyama, S. und Satake T. (2009) New anthraquinone glycosides from the roots of Morinda citrifolia. Fitoterapia 80(3), S. 196-199.

Kamiya, K., Hamabe, W., Tokuyama, S., Hirano, K., Satake, T., Kumamoto-Yonezawa, Y., Yoshida, H. und Mizushina, Y. (2010) Inhibitory effect of anthraquinones isolated from the Noni (Morinda citrifolia) root on animal A-, Band Y-families of DNA polymerases and human cancer cell proliferation. Food Chem. 118(3), S. 725-730.

Kovendan, K., Murugan, K., Shanthakumar, S. P. und Vincent, S. (2012) Evaluation of larvicidal and pupicidal activity of Morinda citrifolia L. (Noni) (Family: Rubiaceae) against three mosquito vectors. Asian Pac. J. Trop. Dis. 2 (1), S. 362-369.

Kovendana, K., Shanmugam, P. S., Cheruparambath, P., Kumara, Palanisamy, M. K., Kadarkarai, M. und Savariar, V. (2014) Mosquitocidal properties of Morinda citrifolia l. (Noni) (family: Rubiaceae) leaf extract and Metarhizium anisopliae against malaria vector, Anopheles stephensi Liston. (Diptera: Culicidae). Asian Pac. J. Trop. Dis. 4(1), S. 173-S180.

Krishnaiah, D., Nithyanandam. R. und Sarbatly, R (2012) Phytochemical constituents and activities of Morinda citrifolia L. In: Venketeshwer, R. (Hrsg.) Phytochemicals - A Global Perspective of Their Role in Nutrition and Health. 1. Aufl. Rijeka. InTech.

Mahanthesh, M.C., Manjappa, A.S., Shindhe, M.V., Jamkhandi, C.M., Jalapure, S.S. und Patil, S.S. (2013) Morinda citrifolia linn; a medicinal plant with diverse phytochemicals and its medicinal relevance. World J. Pharm. Res. 3(1), S. 215-232.

Masuda, M., Murata, K., Fukuhama, A., Naruto, S., Fujita, T., Uwaya, A., Isami, F. und Matsuda, H. (2009) Inhibitory effects of constituents of Morinda citrifolia seeds on elastase and tyrosinase. J. Nat. Med. 63(3), S. 267-273.

Muto, J., Hosung, L., Uwaya, A., Isami, F., Ohno, M. und Mikami T. (2010) Morinda citrifolia fruit reduces stress-induced impairment of cognitive function accompanied by vasculature improvement in mice. Physiol. Behav. 101(2), S. 211-217.

Nagalingam, S., Sasikumar, S. und Cherian, K. M. (2012) Extraction and preliminary phytochemical screening of active compounds in Morinda citrifolia fruit. Asian J. Pharm. Clin. Res. 5(2), S. 179-181.

Nandhasri, P., Pawa, K. K., Kaewtubtim, J., Jeamchanya, C. und Sattaponpun, C. (2005) Nutraceutical properties of Thai "Yor", Morinda citrifolia and "Noni" juice extract. Songklanakarin J. Sci. Technol. 27(2), S. 579-586.

Tapp, W. N., Yancey, J. W., Apple, J. K., Dikeman, M. E. und Godbee, R. G. (2012) Noni puree (Morinda citrifolia) mixed in beef patties enhanced color stability. Meat Sci. 91(2), S. 131-136.

Nelson, S. C. (2006) Species profiles for Pacific island agroforestry Morinda citrifolia noni. URL http://www.agroforestry.net/images/pdfs/Morinda-noni.pdf (abgerufen am 09.03.2016)

Newton, K. (2002) Production of noni juice and powder in Samoa. In: Nelson, S. C. (Hrsg.) Hawai'i Noni Conference. University of Hawaii at Manoa. College of Tropical Agriculture and Human Resources.

Nishioka, A. und Nerurkar, P. (2007) Effects of Morinda citrifolia (noni) on obesity and glucose tolerance in C57BL/6 mice. FASEB j. 21, S. 982-982.

Pachauri, S.D., Tota, S., Khandelwal, K., Verma, P.R., Nath, C., Hanif, K., Shukla, R., Saxena, J.K. und Dwivedi, A.K. (2012) Protective effect of fruits of Morinda citrifolia L. on scopolamine induced memory impairment in mice: a behavioral, biochemical and cerebral blood flow study. J. Ethnopharmacol. 139(1), S. 34-41.

Palu, A., Su, C., Zhou, B.N., West, B. und Jensen, J. (2010) Wound healing effects of noni (Morinda citrifolia L.) leaves: a mechanism involving its PDGF/A2A receptor ligand binding and promotion of wound closure. Phytother. Res. 24(10), S. 1437-1441.

Palu, A.K., West, B.J. und Jarakae Jensen C. (2012) Noni seed oil topical safety, efficacy, and potential mechanisms of action. J. Cosmet., Dermatol. Sci. Appl. 2(2), S. 74-78.

Pandy, V., Narasingam, M. und Mohamed, Z. (2012) Antipsychotic-like activity of noni (Morinda citrifolia Linn.) in mice. BMC Complement. Altern. Med. 12, S. 186.

Pawlus, A. D. und Kinghorn, D. A. (2007) Review of the ethnobotany, chemistry, biological activity and safety of the botanical dietary supplement Morinda citrifolia (noni). J. Pharm. Pharmacol. 59(12), S. 1587-1609.

Potterat, O. und Hamburger, M. (2007) Morinda citrifolia (noni) fruit–phytochemistry, pharmacology, safety. Planta Med. 73(3), S. 191-199.

Puranik, D. S., Mohammed, F., Nagaraju, B., Patan, F., Nazeer, A., Purohit, S. und Bolouri, A. (2013) Preclinical evaluation of antidiabetic activity of noni fruit juice. Int. J. Bioassays 2(02), S. 475-482.

Rawangban, R., Thamaree, S., Punjanon, T. und Kietinun, S. (2011) Bio-extract concentrated of Thai "Yore" Morinda citrifolia effects in analgesic, acute toxicity and human peripheral blood mononuclear cells. Thammasat Med. J. 11(1), S. 8-17.

Rybak, J. und Ruzik, L. (2013) Application of chromatography and mass spectrometry to the characterization of cobalt, copper, manganese and molybdenum in Morinda citrifolia. J. Chromatogr. A 15(1281), S. 19-25.

Saidan, N. H. (2009) Phytochemicals and biological activities of roots of malaysian Morinda citrifolia (rubiaceae). Master, Faculty of Applied Sciences. Universiti Teknologi MARA.

Santhosh Aruna, M., Rama Rao, N., Deepthi, B., Lakshmi Prasanna, J. und Surya Prabha, M. (2013) Ashyuka: a hub of medicinal values. Int. J. Biol. Pharm. Res. 4(12), S. 1043-1049.

Saraswathi, C. D., Prakash, W. S. und Kunal, P.W. (2012) Antiarthritic activity of Morinda citrifolia L. fruit juice in Complete Freund's adjuvant induced arthritic rats. J. Pharm. Res. 5 (2), S. 1236-1239.

Schuldzinski W. (2015) Superfood: Hype um exotische Früchte und Samen. URL http://www.verbraucherzentrale.nrw/L29807A362732A356882A230802/superfood (abgerufen am 09.03.2016)

Serafini, M. R., Santos, R. C., Guimarães, A. G., Dos Santos, J. P., da Conceicão Santos, A. D., Alves, I. A., Gelain, D. P., de Lima Nogueira, P. C., Quintans-Júnior, L. J., Bonjardim, L. R. und de Souza Araújo, A. A. (2011) Morinda citrifolia linn leaf extract possesses antioxidant activities and reduces nociceptive behavior and leukocyte migration. J. Med. Food 14(10), S. 1159-1166.

Shovic, A.C. und Whistler, W.A. (2001) Food sources of provitamin A and vitamin C in the American Pacific. Trop. Sci. 41, S. 199-202.

Singh, D.R. (2012) Morinda citrifolia L. (Noni): a review of the scientific validation for its nutritional and therapeutic properties. J. Diabet. Endocrinol. 3(6), S. 77-91.

Su, C., Wang, M.Y., Nowicki, D., Jensen, J. und Anderson, G. (2001) Selective cox-2 inhibition of Morinda citrifolia (Noni) in vitro. In: Hon, K. V., Marnett, L. J., Nigman, S. und Walden, T. (Hrsg.) The Proceedings of the Eicosanoids and Other Bioactive Lipids in Cancer. Inflammation and Related Disease. 7. Aufl. Nashville, Springer-Science+Business Media.

Suman, T.Y., Radhika Rajasree, S.R., Kanchana, A., Beena und Elizabeth S. (2013) Biosynthesis, characterization and cytotoxic effect of plant mediated silver nanoparticles using Morinda citrifolia root extract. Colloids Surf. B 106(1), S. 74-78.

Suman, T.Y., Radhika Rajasree, S.R., Ramkumar, R., Rajthilak, C. und Perumal, P. (2014) The green synthesis of gold nanoparticles using an aqueous root extract of Morinda citrifolia L. Spectrochim. Acta Part A Mol. Biomol. Spectrosc. 118(24), S. 11-16.

The Hindu (2015) Farmers told to take up noni cultivation. URL http://www.thehindu.com/news/national/karnataka/farmers-told-to-take-up-noni-cultivation/article7097454.ece (abgerufen am 09.03.2016)

Tontrong, S., Khonyoung, S. und Jakmunee, J. (2012) Flow injection spectrophotometry using natural reagent from Morinda citrifolia root for determination of aluminium in tea. Food Chem. 132(1), S. 624-629.

Valde´ s, H., Romero, J., Saavedra, A., Plaza, A. und Bubnovich, V. (2009) Concentration of noni juice by means of osmotic distillation. J. Membr. Sci. Journal of Membrane Science Volume 330(1-2), S. 205-213.

Wang, C.Y., Ng, C.C., Su, H., Tzeng, W.S. und Shyu, Y.T. (2009) Probiotic potential of noni juice fermented with lactic acid bacteria and bifidobacteria. Int. J. Food Sci. Nutr. 60 (6), S. 98-106.

West, B. J., Deng, S. und Jensen, J. C. (2011) Nutrient and phytochemical analyses of processed noni puree. Food Res. Int. 44(7), S. 2295-2301.

West, B. J., Palmer, S. K., Deng, S. und Palu, A. K. (2012) Antimicrobial activity of an iridoid rich extract from Morinda citrifolia fruit. Curr. Res. J. Biol. Sci. 4(1), S. 52-54.

Yang, J., Paulino, R., Janke-Stedronsky, S. und Abawi, F. (2007) Freeradical- scavenging activity and total phenols of noni (Morinda citrifolia L.) juice and powder in processing and storage. Food Chem. 102(1), S. 302-308.

Zin, Z. M., Abdul-Hamid, A. und Osman, A. (2002) Antioxidative activity of extracts from Mengkudu (Morinda citrifolia l.) root, fruit and leaf. Food Chem. 78(2), S. 227-231.

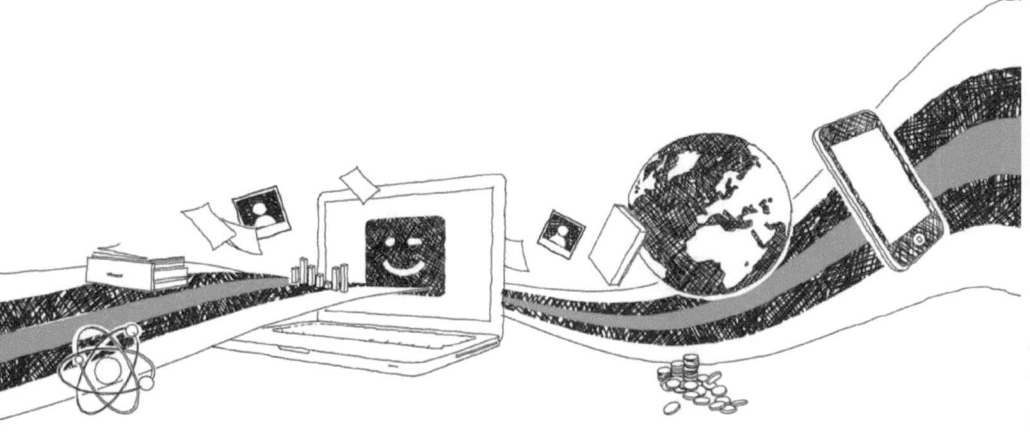
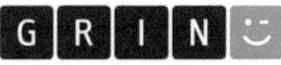